இயற்கை உணவு

வி.எஸ்.ரோமா

ISBN 978-1-63873-223-5

பொருளடக்கம்

1

❧❧❧

உடலில் சக்தி உற்பத்தியாவதற்கும் செல்கள் வளர்ச்சியடைவதற்கும் உடல் உறுப்புகள் ஆரோக்கியமாகச் செயல்படுவதற்கும் உணவே காரணமாகிறது.

இயற்கை உணவுகள் என்றால் என்ன?

இயற்கைஉணவுகள் என்பது தீங்கு விளைவிக்கும் பூச்சிக்கொல்லிகள், உரங்கள் மற்றும்பிற செயற்கைப் பொருட்களைப் பயன்படுத்தாமல் வளர்க்கப்படும் பயிர்களைக்குறிக்கிறது

இயற்கை அன்னை நமக்கு தயாரித்து வழங்கும் உணவையே இயற்கை உணவு என்கிறோம். (சூரிய வெப்பத்தால் சமைக்கப் ட்ட உணவு). இயற்கை உணவை அதன் தன்மை மாறாமல் (சமைக்கமால், வேகவைக்காமல், வறுக்காமல்) அப்படியே பச்சையாக உண்ண வேண்டும். நாம் உணவை சமைப்பதால் அதன் சத்துக்கள் அழிந்து விடுகின்றன. நாம் இறந்த உணவையே உண்கிறோம். அதனால் தான் மனிதன் நோயாளி ஆகிறான். உலகில் வேறு எந்த உயிரினமும் சமைத்து உண்பதில்லை.

(1) மனிதன் மற்றும் தாவர பட்சிணிகள் நீரை உறிஞ்சி குடிக்கும். ஆனால் மாமிச உணவுகள் நீரை நக்கி குடிக்கும்.

(2) மனிதனுக்கும், தாவர பட்சிணிகளுக்கும் நீளமான சிறுகுடல் இருக்கும். ஆனால் மாமிச பட்சிணிகளுக்கு சிறுகுடல் நீளம் குறைவாக இருக்கும்.

(3) மாமிச பட்சிணிகளுக்கு மாமிசத்தை கிழித்து உண்ண கோரைப் பற்கள் உண்டு. ஆனால் நமக்கு உணவை நன்கு மென்று உண்ணக் கூடிய வகையில் பற்கள் அமைந்துள்ளது.

(4) சைவ உணவு உண்போருடைய ஆயுட்காலம் அசைவ உணவு உண்போருடைய ஆயுட்காலத்தை விட அதிகம்.

(1) நிலத்திற்கு கீழ் விளையும் பொருட்களை உண்ணும் வகையில் பன்றி, எலி, முயல், போன்ற மிருகங்களுடைய வாய் அமைப்பு நிலத்தை தோண்டு வதற்கு ஏற்றாற் போல் அமைந்திருக்கும்.

இயற்கை உணவுகளில் இருக்கும் நன்மைகள் என்ன மற்றும் அவற்றால் ஏற்படும் பாதிப்புகள்

பரபரப்பான இந்த உலகத்தில் நாம் சாப்பிடும் உணவுகள் உண்மையில் ஆரோக்கியமானதா என்ற சந்தேகம் அனைவருக்குமே இருக்கிறது. நம் முன்னோர்களின் உணவு முறைக்கும், நம்முடைய உணவு முறைக்கும் பல வித்தியாசங்கள் உள்ளது. நம் முன்னோர்கள் பெரும்பாலும் இயற்கை உணவுகளையே தங்களின் பிரதான உணவாக கொண்டிருந்தனர் அதனால்தான் அவர்கள் நீண்ட காலம் ஆரோக்கியமாக வாழ்ந்தனர்

இப்போது நமது தலைமுறையும் இயற்கை உணவுகளை நோக்கி திரும்பி கொண்டிருக்கிறது. பொதுவாக இயற்கை உணவுகளால் எந்த பாதிப்பும் இல்லை என்ற கருத்து உள்ளது. அது உண்மையாக இருந்தாலும் அதில் சில சிறிய பக்க விளைவுகள் இருக்கத்தான் செய்கிறது. இயற்கை உணவுகளால் கிடைக்கும் நன்மைகளை ஒப்பிடும்போது அதன் பாதிப்புகள் மிகவும் குறைவுதான். இந்த பதிவில் இயற்கை உணவு சாப்பிடுவதால் ஏற்படும் நன்மைகள் மற்றும் தீமைகள் என்னென்னெ என்று பார்க்கலாம்.

இயற்கை உணவுகள் என்றால் என்ன?

இயற்கை உணவுகள் என்பது தீங்கு விளைவிக்கும் பூச்சிக்கொல்லிகள், உரங்கள் மற்றும் பிற செயற்கைப் பொருட்களைப் பயன்படுத்தாமல் வளர்க்கப்படும் பயிர்களைக் குறிக்கிறது. கரிம வேளாண்மையின் கீழ் உள்ள விலங்குகள் கூட செயற்கை வளர்ச்சி ஹார்மோன்கள் அல்லது நுண்ணுயிர் எதிர்ப்பிகள் இல்லாத கரிம விநியோகத்துடன் உணவளிக்கப்படுகின்றன.

இரசாயனங்கள் இல்லை

வழக்கமான விவசாயத்தைப் போலல்லாமல், கரிம விவசாயிகள் தங்கள் உற்பத்திகளுக்கு செயற்கை உரங்கள், ரசாயன சேர்க்கைகள் போன்றவற்றை பயன்படுத்துவதை தவிர்க்கின்றனர். எனவே, நீங்கள் உண்-

ணும் உணவில் உங்கள் உடலுக்கு தீங்கு விளைவிக்கும் இரசாயனங்கள் இருப்பது இல்லை. மேலும் உங்களுக்கு ஆபத்தை ஏற்படுத்தும் உரங்கள் மற்றும் பூச்சிக்கொல்லிகள் இதில் இருப்பதில்லை.

சுற்றுசூழலுக்கு நல்லது

இயற்கை வேளாண்மை என்பது நமது மோசமடைந்து வரும் சூழலுக்கு ஒரு வரமாகும். பயிரின் அளவை அதிகரிக்கும் நோக்கம் இல்லை என்பதால் இது மண் மற்றும் சுற்றுசூழலுக்கு நல்லது. இது நமது எதிர்கால தேவைக்கான தண்ணீரை சேமிக்கிறது. கரிம பண்ணைகளில், பயிர்களின் பன்முகத்தன்மை அதிகரித்துள்ளது.

உயர் ஊட்டச்சத்து மதிப்புகள்

வழக்கமான விவசாயத்துடன் ஒப்பிடுகையில் இயற்கை உணவு பொருட்களில் அதிகளவு ஊட்டச்சத்துக்கள் நிறைந்துள்ளது. இயற்கை வேளாண்மை மண்ணின் ஆற்றலையும், பலன்களையும் அதிகரிக்கிறது. இந்த உணவுகளை சாப்பிடும்போது இந்த நன்மைகள் நம் உடலுக்கும் கிடைக்கிறது.

சிறந்த சுவை

இயற்கை வேளாண்மையில் உருவான பயிர்கள் உணவின் சுவையை பலமடங்கு அதிகரிக்கிறது. உணவின் சுவையானது அதிலிருக்கும் சர்க்கரை அளவுடன் தொடர்புடையது ஆகும். ஊட்டச்சத்துக்களை அதிகரிப்பது மட்டுமின்றி இயற்கை வேளாண் பொருட்கள் உணவின் சுவையையும் அதிகரிக்கிறது.

ஹைட்ரஜனேற்றப்பட்ட கொழுப்பு இல்லை

இயற்கை உணவு சாப்பிடுபவர்கள் இதய நோயை பற்றி பயம் கொள்ளவே தேவையில்லை. ஏனெனில் இயற்கை உணவுகளில் ஹைட்ரஜனேற்றப்பட்ட கொழுப்பு சுத்தமாக இல்லை. இதனால் இதயத்திற்கு ஏற்படும் ஆபத்துகள் குறைகிறது.

இரத்த சிவப்பு அணுக்கள் அதிகரிக்கணுமா? அப்ப இந்த பொருட்கள உங்க உணவுல சேர்த்துக்கோங்க...!

கருவில் இருக்கும் குழந்தைகளுக்கு நல்லது

ஆராய்ச்சிகளின் படி வழக்கமான உணவுகளில் இருக்கும் பூச்சிக்கொல்லிகள், உரங்கள் போன்றவற்றில் இருக்கும் இரசாயனங்கள் கருவில் இருக்கும் குழந்தைகளை பாதிக்கும் வண்ணம் நஞ்சுக்கொடியை கடந்து செல்லும் என்று கூறப்படுகிறது. இந்த் நச்சுக்கள் குழந்தை

களுக்கு பல பாதிப்புக்களை ஏற்படுத்தலாம். குறைவான எடையில் குழந்தை பிறப்பது, ஆட்டிசம் போன்ற பிரச்சினைகளுக்கு இந்த இரசாயனங்களும் முக்கிய காரணமாகும்.

அதிக விலை

இயற்கை வேளாண்மையில் அதிக விளைச்சலுக்காக செயற்கை உரங்கள் சேர்க்கப்படுவதில்லை. எனவே இதில் விளைபொருட்கள் மிகவும் குறைவாகவே இருக்கும். இதனால் இவற்றின் விலை பொதுவாக அதிகமாக இருக்கும். ஆனால் ஆரோக்கியத்திற்காக சிறிது அதிக பணம் செலவழிப்பது தவறில்லை.

விரைவில் கெட்டுவிடும்

இயற்கை உணவுப்பொருட்களில் இருக்கும் முக்கியமான பிரச்சினை இதுதான். கரிம உணவு செயற்கை பாதுகாப்புகள் அல்லது கதிர்வீச்சு இல்லாமல் தயாரிக்கப்படுகிறது. எனவே, அவை பதப்படுத்தப்பட்ட கரிமமற்ற உணவை விட வேகமாக கெட்டுப்போகின்றன.

ஈ– கோலி பாக்டீரியா

விலங்குகளின் குடலில் காணப்படும் இந்த பாக்டீரியா மனித ஆரோக்கியத்திற்கு அச்சுறுத்தலாகும். கரிம உணவு கூட அதனால் ஏற்படும் மாசுபாட்டிலிருந்து பாதுகாப்பாக இல்லை என்பது தெரிய வந்துள்ளது

Top of Form

Bottom of Form

'உணவே மருந்து; மருந்தே உணவு' என்பது, நமது நீண்ட நெடிய உணவுக் கலாசாரத்தின் சாரம். ஆனால் இன்று, 'உணவே நஞ்சு; நஞ்சே உணவு' என்ற கொடும் காலத்துக்குள் வந்துசேர்ந்திருக்கிறோம். காய்கறிகள், தானியங்கள், பதப்படுத்தப்பட்ட உணவுகள் என ஒவ்வொன்றிலும் உள்ள நச்சுப்பொருட்களைப் பட்டியலிட்டால், ஒருவேளை உணவைக்கூட நாம் நிம்மதியாக உண்ண முடியாது. இவை எல்லாம் நம் கண்ணுக்குத் தெரியாத கேடுகள் என்றால், நாம் தெரிந்தே உணவில் செய்யும் தவறுகளும் அநேகம். அவற்றில் முக்கியமானது, உப்பும் சர்க்கரையும். சுவை நரம்புகளைச் சுண்டி இழுத்து மயக்கிடும் இந்த இரண்டும், உடலுக்கு அவசியமானவைதான். ஆனால், அது ஓர் அளவுக்குள்

இருக்க வேண்டும்.

நம் உடலில் உள்ள செல்கள் திறனுடன் செயல்பட, சர்க்கரைச் சத்தும் உப்பில் உள்ள சோடியம் சத்தும் அவசியமானவை. ரத்தத்தில் தேவையான அளவு சோடியம் இருக்க வேண்டும். ரத்தத்தில் கலந்துள்ள நுண்தாதுக்களை செல்களுக்குள் எடுத்துச்செல்ல சோடியம் உதவுகிறது. இது காய்கறி, பழங்கள், கீரை, அரிசி, பருப்பு என அனைத்து உணவுகளிலும் இருக்கிறது; உப்பில் அதிகமாகவே இருக்கிறது.

அதேசமயம் ரத்தத்தில் சோடியத்தின் அளவு அதிகமானால், செல்களில் உள்ள நீர்ப்பொருளை வெளியே தள்ளி, நீரை ரத்தத்தில் கலக்கச்செய்கிறது. இதனால் ரத்தத்தின் அடர்த்தி அதிகமாகிறது. இது இதயத்துக்கு அலர்ச்சியை உருவாக்கி, மாரடைப்பை ஏற்படுத்துகிறது. இன்னொரு பக்கம், இதயத்தில் இருந்து தொலைவில் உள்ள கால்களுக்கு, ரத்தம் செல்லும் நேரம் அதிகமாகிறது. இதனால் பிராணவாயு பற்றாக்குறை ஏற்பட்டு, கால் மரத்துப்போகிறது. சிறுநீரகப் பாதிப்புகள், தசையின் நீண்டு சுருங்கும் தன்மை குறைந்து தசைப்பிடிப்பு ஏற்படுவது, தோல் வியாதிகள், நரம்புச் செயல்பாடுகள் பாதிப்பு போன்ற பல பிரச்னைகள் வரக்கூடும்.

உணவில், உப்பின் அவசியம் குறைவானதுதான். ஆனாலும் சுவைக்காக நாம் சிறுகச் சிறுகச் சேர்க்கும் உப்பு அதிகமாகி, ஒருகட்டத்தில் அது நோய்களைக் கொண்டுவருகிறது. அதேபோல 'அயோடின் உப்பு' என தனியே விளம்பரப்படுத்தி விற்கிறார்கள். உண்மையில் நாம் அன்றாடம் உண்ணும் உணவுப் பொருட்களிலேயே அயோடின் கலந்து இருக்கிறது. அதை உப்புடன் சேர்த்துதான் சாப்பிட வேண்டும் என்ற அவசியம் இல்லை. தைராய்டு பிரச்னைக்கு, அயோடின் சத்து குறைபாடு என்பதும் ஒரு காரணம். இதற்கு, உப்பு மட்டுமே காரணம் அல்ல; மன அழுத்தம், இரவுத் தூக்கம் இல்லாதது, சீரற்ற உணவுப்பழக்கம், சிறுநீரகக் கோளாறு, முறையற்ற மாதவிலக்கு போன்றவையும் முக்கியக் காரணங்கள்.

பொதுவாக நாம் உணவில் சேர்க்கும் கடல் உப்பு, கடல் நீரை ஆவியாக்கி அதில் இருந்து எடுக்கப்படுகிறது. இதில் சோடியம் குளோரைடு மற்றும் இயற்கையான நுண்ணூட்டச் சத்துக்கள் நிறைந்தே இருக்கின்றன. இன்னொன்று, பாறை உப்பு. இது உப்புப் பாறையை வெட்டி எடுப்பதன் மூலம் கிடைக்கிறது.

இது மஞ்சள், ரோஸ், வெள்ளை ஆகிய நிறங்களில் கிடைக்கும். பொதுவாக, உப்பை தண்ணீரில் கரைத்து, மேற்பகுதியில் தெளிவாக உள்ள நீரை மட்டும் சமையலுக்குப் பயன்படுத்துவது நல்லது. குழந்தைப் பருவத்தில் இருந்தே உணவுப் பொருட்களில் குறைந்த அளவு உப்புக்குப் பழக்கலாம். வளர்ந்த சிறுவர்களாக இருந்தால், உப்பின் அளவைச் சிறு-கச்சிறுகக் குறைக்கலாம். கிழங்குகளைச் சுட்டு உண்ணும்போது உப்பு தேவை இல்லை. காரணம், அவற்றில் இயற்கையாகவே உப்பு உள்ளது.

சர்க்கரையின் கதையும் இதேபோன்றுதான். சர்க்கரை நோயாளிகள் வீட்டுக்கு வீடு நிறைந்திருக்கும் காலம் இது. இவர்களைக் குறிவைத்தே வெவ்வேறு பொருட்கள் சந்தையில் விற்பனை செய்யப்படுகின்றன. இனிப்புச் சுவைக்காகச் சேர்க்கப்படும் சர்க்கரை, வெல்லம், கருப்பட்டி ஆகியவற்றில் மட்டும்தான் சர்க்கரை இருக்கிறது என்று இல்லை. பழங்-கள், உலர் பழங்கள், காய்கறிகள், கிழங்கு வகைகள், தேன், பன்னீர் போன்றவற்றிலும் இனிப்பு கலந்திருக்கிறது. இவை அனைத்தும், இயற்-கையாக உள்ள சர்க்கரைப் பொருளை நம் உடலுக்குத் தந்து ஆற்றலை அளிக்கக்கூடியவை. இந்த வகை இனிப்பு, மூளையின் செயல்பாட்டைச் சீராக்குகிறது; பிராணவாயு கிடைக்கச் செய்கிறது; மன இறுக்கத்தையும் உடல் சோர்வையும் போக்குகிறது.

சுத்தமான தேனைப் பயன்படுத்துவதும் நல்லதே. தேனில் கலப்ப-டத்தைக் கண்டறிய பல வழிகள் இருந்தாலும், நாவால் சுவைக்கும்-போது அடிநாக்கில் தென்படும் சிறு துவர்ப்புச் சுவை, நல்ல தேனுக்கான அடையாளம்.

புளியைச் சுட்டும், உப்பை வறுத்தும், இனிப்பை ஒதுக்கியும் வாழ்-வதுதான் ஆரோக்கியம் என, சித்தர் பாடல்கள் சொல்கின்றன. நாம் இனிப்புச் சாப்பிட வேண்டும் எனத் தோன்றுவது, நம் உடலில் நுண்-ணூரட்டப் பற்றாக்குறையை உணர்த்துகிறது.

இனிப்பின் மூலம் அதை இலகுவாகப் பெற முடியும். இந்த இனிப்பு, இயற்கையானதாக அல்லாமல் வேதிப்பொருள் கலந்திருந்தால், அந்த இனிப்பை ஜீரணிக்க உடலில் உள்ள சத்துக்கள் வீணாகின்றன.

நம் வாழ்க்கைமுறை மாறிவிட்டது. யாருக்கும் நேரம் இல்லாமல் பரபரவென ஓடிக்கொண்டிருக்கிறோம். நல்ல உணவு, மகிழ்ச்சியான வாழ்க்கை இதற்காகத்தான் வேலை என்ற எண்ணமே நம் மனங்களில் இருந்து அகன்றுவிட்டது. உழைப்பு, வேலை, பணம், அதற்கான ஓட்டம்

என மனம் நிறைய வேறு எண்ணங்கள் நிறைந்திருக்கும் நிலையில், உடல் எனும் உயிர் இயந்திரத்தை நாம் மறந்தேபோனோம். அதற்குக் கொடுக்கவேண்டிய முன்னுரிமையைத் தர நாம் தவறிவிட்டோம். அதனால்தான் இன்று இத்தனை வியாதிகள்.

நம் உணவுப் பழக்கத்தை ஆரோக்கியமானதாக மாற்றிக்கொள்ள வேண்டும். நோய்நொடி இல்லாமல் வாழ்வது ஒன்றும் ராக்கெட் விடு-வதைப்போல, விண்வெளிக்குச் செல்வதைப்போல கடினமான செயல் அல்ல. சில எளிய வாழ்க்கைமுறை மாற்றங்கள்தான் அதற்கான அடிப்-படை. அந்த அடிப்படைக்கும் அடிப்படையாக இருப்பது உணவு. நாம் உண்ணும் ஒவ்வொரு கவளம் உணவையும் சத்துக்கள் நிறைந்ததாக, இயற்கைக்கு இசைவானதாக, நல்ல சோறாக உண்போம். நீண்ட நெடிய ஆரோக்கியத்துடன் வாழ்வோம்.

தீதும் நன்றும் பிறர் தர வாரா!

ஆரோக்கியமான வாழ்வுக்கு இயற்கை உணவு அவசியம்

நம்முடைய மூதாதையர்கள் சாப்பிட்ட அனைத்து உணவுப் பொருட்-களுமே ஒரு வகையில் நமது உடலுக்கு ஆரோக்கியத்தை அளிக்கும் மருந்தாக இருந்தது. ஆனால் இன்றைக்கு பாஸ்ட்புட் கலாச்சாரத்தில் நாம் அதிலிருந்து விலகி பெரும்பாலான உணவுகள் நம்முடைய ஆரோக்கியத்தை கெடுக்கும் வகையில் உள்ளது என்பதே ஏற்றுக்-கொள்ள முடியாத கசப்பான உண்மை. ஆனால் இன்றைக்கும் ஆயுர்-வேதத்தில் மருந்தாக பயன்படும் பெரும்பாலானவை உணவுப்பொருட்கள் தான்.

நீர் மனிதனுக்கு இன்றியமையாதது. கொதிக்க வைத்து ஆறிய நீர் மிக-வும் நல்லது. குழந்தைகள், வாதநோயாளிகள், பத்தியமுள்ளவர்களுக்கு புழுங்கல் அரிசி நல்லது. அவல் பலத்தை அதிகரிக்கும். கோதுமை ஆண்மையை பெருக்கும். வெந்தயம் கசப்பு சுவை உடையது. சீதக்காய்ச் சலுக்கு சிறந்தது. சர்க்கரை நோயைக் கட்டுப்படுத்தும்.

எள்எலும்புகளுக்கு பலம் தரும். கூந்தலுக்கு வலுவை தரும். சாப்-பிட்ட பின்குளிர்ந்த நீரை அருந்த வேண்டும்

உளுந்து உணவுப் பொருட்களில் சிறந்தது. ஆண்மையை பெருக்கும். பெண்களுக்கு இடுப்புக்கு வலிமை கொடுக்கும். மாதவிலக்கை சீராக்கும்.

இதை சாப்பிட்டால் உடல் பருக்கும். அதேபோல் சவ்வரிசியும் சுக்லத்தை அதிகரிக்கும். பயறு வகைகள் உடலுக்கு நல்லது. தானியங்களில் பயறு சிறந்தது. பாசிப்பயறு நோயாளிகளுக்கு நல்லது. வேர்க்கடலையை வெல்லம் சேர்த்து சாப்பிட்டால் உடல் வளரும், ஆண்மை உண்டாகும்.

பாதாம் பருப்பு உடலுக்கு புஷ்டியை தந்து, ஆண்மையைப் பெருக்கும். பெருஞ்சீரகம் பசியைத் தூண்டி, வயிற்று நோயை அகற்றும். பெருங்-காயம் தேக வாயுவை குறைத்து, வயிற்று நோய்களுக்கு மிகச் சிறந்த மருந்தாகவும் அமைகிறது.

மஞ்சள் ரத்தத்தை சுத்திகரிக்கும். புண்களை ஆற்றும். மிளகு இருமல், சளியை குறைக்கும். தினமும் இரண்டு மிளகை சாப்பிட்டால் இருதய-நோய் வராது.

சேனைக்கிழங்கை சமைத்து சாப்பிட்டால் ரத்தமில்லா மூலம் குணமாகும். இஞ்சி வயிற்றை சுத்தம் செய்யும். கத்திரிப் பிஞ்சு வயிற்று வலிக்கு நல்லது. கோவைக்காயை சமைத்து சாப்பிட்டால் வாய்ப்புண் மறையும். அதேபோல் மணத்தக்காளி கீரையை சமைத்து சாப்பிட்டால் வயிற்றுப் புண் குணமாகும்.

தேங்காய் குளிர்ச்சித்தன்மை உடையது. தோல் நோய்களைக் குணமாக்-கும் சக்தி உண்டு. வெள்ளரிப்பிஞ்சு உடலுக்கு மிகவும் நல்லது. வாழை-யின் அனைத்துப் பகுதிகளும் நமக்கு பயன்படுகின்றன. வாழைப்பூ ரத்த மூலத்திற்கு சிறந்தது.

கொண்டைகடலை,தட்டை பயறு,கம்பு, ராகி,வேர்கடலை, சோயா, பட்டாணி, பச்சை பயறை ஊற வைத்து முளை கட்டி சாப்பிடலாம்.தேங்-காய், கறிவேப்பிலை, கொத்தமல்லி, புதினா, சோற்றுக் கற்றாழை, செம்-பருத்தி பூ, ரோஜா பூ, துளசி, வெற்றிலை, ஓமவல்லி (அ) கற்பூர வல்லி, வேப்பிலை போன்றவைகளை முடிந்த வரை ஒருகைப்பிடி அளவு தினம் தோறும் சாப்பிட்டால் மிகவும் நல்லது. .வெண்டைக்காய், வெங்-காயம், வாழைப்பூவின் குருத்து, கேரட், கோஸ் போன்ற காய்களை பச்-சையாகவே சாப்பிடலாம். பச்சைவாசம் பிடிக்கலனா கொஞ்சம் போல உப்பு, மிளகுத்தூள், சீரகத்தூள் சேர்த்து சாப்பிடலாம்

கம்பு, கேழ்வரகு போன்ற தானியங்களை ஊறவைத்து நிழலில் உலர்த்தி கருப்பட்டி பாகு காய்ச்சி மாவுடன் பிசைந்து உருண்டை செய்து சாப்பிடலாம்.

வேர்கடலையையும் மேற்சொன்னவாறு செய்யலாம். கண்டிப்பா ஊறவைத்து அந்த தண்ணியை வடிச்சிடனும். அப்பதான் வேர்கடலை- யிலிருக்கும் பித்தம் நீங்கும்.

பொட்டுக்கடலை மாவுடன் தேன் சேர்த்து உருண்டை பிடித்து சாப்- பிட்டால் இரும்புச்சத்து உடலில் சேரும்.

வாழைப் பழத்துடன், பலாபழத்துடன் தேன் சேர்த்து சாப்பிட்டாலும் நல்லது.

வெண்ணெய் எடுக்கப்பட்ட மோர் குடித்தால் சிறுநீரகக்கோளாறு, உடல் சூடு, கல்லீரலில் உள்ள தீயவைகள் போன்றவைகளை நீக்குகிறது.

கண்டிப்பா நல்லெண்ணெய் குளியல் வாரத்திற்கொருமுறை எடுத்- துக்கணும். சளி, சைனஸ் பிரச்சனை இருந்தால் கொஞ்ச நேரம் மட்டும் வைத்து குளித்து நன்கு வெயிலில் உடனே காய வைத்தால் பிரச்சனைய் வராது. நல்லெண்ணெய்யை வாயில் வைத்து கொப்பளித்தலும் நல்லது.

அதைவிட அடிக்கடி நீர் அருந்துவது மிக மிக முக்கியம்.

வெங்காயம், தக்காளி போன்றவைகளையும் பச்சையா சாப்பிடலாம். குறிப்பாக வெங்காயம் விஷ முறிவுக்கு நல்லது.

மிளகு, சீரகம், ஓமம், வெந்தையம், நாடு மருந்துகளான அதிமதுரம், திப்பிலி, சுக்கு, போன்றவைகளை சளி, இருமல், உடல் வலி போன்ற பிரச்சனைகளுக்கு சாப்பிடலாம்.

பசியின்மை, நெஞ்செரிச்சல் பிரச்சனைக்கு அரை இன்ச் அளவுள்ள இஞ்சியை தோல் சீவி அதனுடன் சிறிது உப்பை சேர்த்து நன்கு மென்று சாப்பிட்டால் நல்லது.

இலந்தப்பழம்_பித்தம் குறையும்,அடிக்கடி வாந்தி ஏற்படுவதை கட்டு- படுத்தும்.

வேப்பப் பழம்- எந்த நோயுமே பக்கித்தில அண்டாது,குறிப்பா சொல்- லனுமுனா சொரி,சிரங்கு போன்ற தோல் நோய்களே வராது.

உலர்திராட்சை-ஏற்கனவே சொன்னாங்கலான்னு தெரியல இருந்தா- லும் நானும் சொல்கிறேன் மஞ்சள்காமாலைக்கு உகந்த மருந்து.மாத- விடாய் பிரைச்சினைக்கு நல்லது.மலச்சிக்கல் வரவே வராது கால்சியம் சத்து இருக்கு எலும்பு,பற்களின் வளர்ச்சிக்கு நல்லது.

தேன் -
கிருமி தொற்றால் வரும் பாதிப்புக்கு தேன் நல்லது.

பொன்னாங்கண்ணீ- கீரை கண் நோய்க்கு சிறந்தது. உடல் வெப்-
பத்தை சீராக்கும் கண்டிப்பா மாதம் ஒரு முறையாவது உணவில சேருங்க

தூதுவளை-
சளிக்கு கண் கன்ட மருந்து,

வறட்டு இருமல்,தொண்டைப்புண்,தொண்டைக்கட்டு இந்த பிரச்-
சினை வரவே வராது.

அருகம்புல்-ரத்தத்தை சுத்த படுத்தும் உடலில் உள்ள கெட்ட நீரை
வெளியே அகற்றும்.

இஞ்சி-நம் முன்னோர்கள் காலையில் இஞ்சி கடும்பகல் சுக்கு
மாலை கடுக்காய் என்றார்கள்.

இம்மூன்றையும் தினமும் உட்கொண்டால் நோய் என்பதே நம்மை
நெருங்காது.

எலுமிச்சை   -வாந்தி,பித்தம்,மயக்கம்,நகச்சுத்து,தாகத்தை   தணிக்-
கும்,பசியை தூண்டும்.

பூக்கள்- பூக்கள் ஒவ்வொன்றும் ஒவ்வொரு மருத்துவ குணமுடையது
தான் நான் அப்பறம் விளக்கமா சொல்கிறேன்.

முருங்ககீரை,குறிஞ்சாக்கீரை சக்கரை வியாதிக்கு நல்ல மருந்து.

வெற்றிலை ஜிரண சக்தியை தூண்டும்.

சுண்டைக்காய் சாப்பிட்டு வந்தால் கிருமி தொந்தரவு இருக்காது.கடுக்-
காய் வாய்ப்புண்ணுக்கு நல்லது.வாய் கொப்பளித்தால் வாய் துர்நாற்றம்
இருக்காது.உடல் உள்ளையும் சரி வெளியையும் சரி மஞ்சள் பயன்
படுத்தினால் கிருகிகளே அண்டாது..

உடலில் நோய்கள் தோன்ற அடிப்படைக் காரணம், நாம் தற்காலம்
சாப்பிடும் உணவுகள்தான், உடலின் இயல்பு தன்மைகளுக்கு மாறான
உணவுகளால், உடலில் உள்ள நீர் [கபம்], காற்று [வாதம்] மற்றும்
சூடு [பித்தம்] இவற்றின் அளவு இயல்பை விட கூடும்போதோ அல்லது
குறையும்போதோ, நமக்கு நோய்கள் வருகின்றன.

உடலில் தோன்றும் நோய்களைக் களைய, நாம் முன்னோர் வகுத்த
நெறியில் வாழ்ந்து வந்தால், நோய்கள் நீங்கி, நூறாண்டு காலம் நல்-
வாழ்வு வாழலாம்.

கால மாற்றங்கள், விஞ்ஞான வளர்ச்சிகள், வாழ்வியல் தேவைகள் காரணமாக, மனிதன் கிராமங்களிலிருந்து, நகரங்களுக்கு வசிக்க வந்த போது, தாவரங்கள், மரங்கள் இல்லாத நகரங்களின் மாசுக்காற்றில் வாகனங்களின் பெட்ரோலிய நச்சுப்புகை அதிகம் நிறைந்திருந்த, தனக்கு நன்மை தராத, கார்பனையே, அதிகம் சுவாசிக்க நேர்ந்து, நோய்களால் பாதிப்படைகிறார்கள்.

அதுபோக, தினசரி உட்கொள்ளும் அரிசி சாதத்தில் உள்ள கார்-போஹைட்ரேட் மாவுச்சத்து, உப்பு மற்றும் சர்க்கரை இவை உடலின் இயற்கை காரத்தன்மையை, அமிலத்தன்மையாக மாற்றி, மனிதனை பிணியாளனாக்குகின்றன.

இதனால்தான், முன்னோர் உணவில் உப்பை சிறிதே உபயோகித்து, விரத தினங்களில் அரிசி உணவை, உப்பை முற்றிலும் ஒதுக்கி, பழங்-களை சாப்பிட்டு வந்தனர்.

நம்மால் இவற்றையெல்லாம் உணவிலிருந்து விலக்க முடியுமா?

நாம், உடல்நலம் பெற, ஆரோக்கியத்துடன் நூறாண்டுகள் வாழ, முதலில் என்ன செய்யவேண்டும்?

உடலை சுத்தப்படுத்த வேண்டும்....

கடுக்காய்ப்பொடி தினமும் இரவு வேளைகளில், சாப்பிடவேண்டும், காலை வேளைகளில் தேனில் ஊறவைத்த இஞ்சி சிறிது, மதியம் சுக்கு உணவிலோ அல்லது தனியாகவோ, இப்படி சில காலம் சாப்பிட்டு, உடலை சரிசெய்யவேண்டும். இந்த காலங்களில், மறந்தும் உப்பு மற்றும் சர்க்கரையை உணவில் சேர்க்கக்கூடாது.

வேண்டுமானால், இந்துப்பு [ராக் சால்ட் மற்றும் கருப்பட்டி சிறிது உபயோகிக்கலாம்.

இதன் பிறகு, இயற்கை உணவு, காய்கறிகள், பழங்கள், கைக்குத்தல் அரிசி, திணை, கம்பு, அவல், முளைகட்டிய பயிர்கள் சில நாட்கள் சாப்பிட, தொல்லை தந்துவந்த உடல் வேதனைகள், நோய்கள் விலகு-வதை நீங்கள் உணரலாம். இதுவரை துன்பங்கள் அளித்த அவையாவும், சூரியனைக்கண்ட மேகங்கள் போல, விலகி ஓடும்.

இயற்கை உணவுகள் என்றால்..?

இரசாயனங்கள் சேர்க்காத, நெல்மணிகள் மூலம் தயாரித்த கைக்-குத்தல் அரிசி, அவல், முளைகட்டிய தானியங்கள் மற்றும் காய்கறிகள் இவற்றையெல்லாம், அவற்றின் ஆற்றலை முழுமையாக உடலுக்கு

கொண்டுசெல்ல, சமைக்காமல் அப்படியே சாப்பிடலாம்.

சமைக்கத்தேவையில்லாத உணவுகள் எல்லாம் இயற்கை உணவு-களே, பயம் வேண்டாம், அவை நமக்கு நன்மை செய்ய உள்ளவையே, முதலில் நாம் சமையலில் உப்பு இல்லாமல், சாப்பிடும் வழிமுறைகளைக் காணலாம்.

என்னென்ன காய்கறிகள் ?

நெல்லிக்கனி, வாழைத்தண்டு, முள்ளங்கி, பூசணி, கேரட் மற்றும் வெண்டைக்காய் போன்ற காய்கறிகளை, சமைக்காமலே சாப்பிட்டு அவற்றின் சத்துக்களை முழுமையாக அடையலாம்

சாறுகள் :

அருகம்புல்சாறு, வாழைத்தண்டுசாறு, துளசிச்சாறு, மணத்தக்காளி சாறு, அகத்தி சாறு, முருங்கை கீரை சாறு, இவற்றை அவ்வப்போது குடித்துவர, அவை உடலின் தாதுநிலையை சீராக்கி, உடலின் நோயெ-திர்ப்பு சக்தியை அதிகரிக்கும்.

காலையில் சாப்பிட வேண்டிய இயற்கை உணவு...

காலை வெறும் வயிற்றில் அதிக தண்ணீரைக் குடிக்க வேண்டும். பிறகு, நீராகாரம் அல்லது நெல்லிச்சாறு பருகவேண்டும்.

பிறகு தேவைப்பட்டால், அருகம்புல் சாறு அல்லது புதினா சாறு.

சிற்றுண்டி :

காலை சிற்றுண்டியாக, கேரட், முள்ளங்கி, பீட்ரூட் மற்றும் முளை-கட்டிய தானியங்கள் கொண்ட காய்கறிகள் நிறைந்த உப்பு சேர்க்காத கலவை இல்லையென்றால், பப்பாளி, சப்போட்டா, மாம்பழம், ஆரஞ்சு, கொய்யா, வாழை, சீதாப்பழம் கொண்ட பழக் கலவை அல்லது பழங்கள் மட்டும் சாப்பிட்டு வரவேண்டும். காலை சமைத்த உணவைத் தவிர்க்க-ணும்.

பிறகு, டி ப்ரேக்கில், சுக்கு காபி சர்க்கரை இல்லாமல் அல்லது கீரை சூப் பருகலாம்.

மதியம் :

மதிய சாப்பாடாக, கைகுத்தல் அரிசி சாதம், இந்துப்பு சிறிது போட்டு, புளி சேர்க்காத, குறைந்த பருப்புகளும் அதிக காய்கறிகளும் கொண்ட காரமில்லாத சாம்பார், கீரைக்கூட்டு, காய்கறி பொரியல் செய்து சாப்பிடலாம்.

மாலை, டி டயத்தில். சுக்கு காபி, அல்லது பழச்சாறு, அல்லது கிரீன் டி பருகலாம்.

இரவு :

இரவு உணவாக தேங்காய், கருப்பட்டி கலந்த உலர் பழங்கள் கொண்ட பழக் கலவை மட்டும் எடுத்துக் கொண்டால் நலம், அல்லது கோதுமையில் செய்த ரொட்டிகளை, எண்ணையில்லாமல் சுட்டு, காய்-கறிக் கலவையில், தொட்டு சாப்பிடலாம்.

உணவுகளை தரையில் அமர்ந்து, வாழை இலையில் பரிமாறி, சுவைத்து நன்கு மென்று உண்ணவேண்டும், கட்டாயம் டிவி பார்த்துக்-கொண்டோ, பேசிக்கொண்டோ, அல்லது கவலையிலோ சாப்பிடக்கூ-டாது.

இயற்கை உணவு சாப்பிடும் காலங்களில், அரிசி, பால், ஐஸ்கிரீம், சர்க்கரை மற்றும் உப்பு இவற்றை அவசியம் விலக்கவேண்டும்.

நோயின்றி வாழ

உணவே அனைத்து உயிரினங்களுக்கும் பிரதானமானது. நாம் எந்த மாதிரியான உணவை சாப்பிடுகிறோம் அதை எப்படி சாப்பிடுகிறோம் என்பதில்தான் நம் உடலுக்கு வலிமையையும் நோயும் வருகிறது. அளவோடு உண்பவர் நல்ல ஆரோக்கியத்துடனும், அதிகளவு உண்பவர் நோய்களுக்கு ஆளாவதும் இயற்கை.

நம் உடலுக்கு ஒத்துவராத உணவுவகைகளை நாம் தவிர்ப்பது நல்லது. ருசியின் காரணமாய் நாம் உணவை அதிகளவு எடுத்துக்கொள்ளும் போது நம் உடல் நோய்களுக்கு ஆளாகிறது.

நோயின்றி வாழ கடைபிடிக்க வேண்டிய வழிமுறைகள்

* பகலில் உறங்குவதும், மலசலங்களை அடக்குவதும், சுக்கிலத்தை அடுத்தடுத்து விடுவதும் உடலுக்கு தீமையை கொடுக்கும்.
* பசுவின் பாலையே அருந்தவேண்டும்.
* எண்ணெய் உணவுகளை சாப்பிட்ட பிறகு வெந்நீர் குடிப்பது நன்மையை கொடுக்கும்.
* பசிக்காமல் உணவு உண்பதும், பகலில் சாப்பிட்டவுடன் உறங்குவதும் உடலுக்கு தீமையை கொடுக்கும்.
* மிகுந்த தாகம் உண்டானாலும் சாப்பிட்ட பின்னரே தண்ணீர் அருந்த வேண்டும். கருணைக்கிழங்கை தவிர மற்ற கிழங்கை தவிர்ப்பது

நல்லது.

- இது போன்ற எளிய வழிமுறைகளை பின்பற்றி ஆரோக்கியமாக வாழலாம்.

தேங்காயின் மகத்துவம்

உலகில் இருக்கும் உணவிலேயே தேங்காய் தான் முதல் தர உணவாக வகைப்படுத்தப்படுகிறது. உடனே உண்ணக் கூடிய உணவும் இதுதான். அனைத்து சத்துகளும் நிறைந்தது. அனைத்து வகையான நோய்களையும் தீர்க்க வல்லமை உடையது. உண்மையில் இதுதான் அமிர்தம். இதன் சுவை துவர்ப்பு. கழிவுகளை வெளியேற்றுவதில் சிறந்-தது.

மனிதர்கள்–தேங்காய் ஒற்றுமை

மனிதர்களின் ஆயுள் எப்படி அதிகமோ அதுபோல் தென்னையின் ஆயுளும் அதிகம். மனிதன் உயர வளர்வது போல் தென்னையும் வளர்-கிறது.

தேங்காய் சாப்பிடும் முறை

துருவளாக, கீற்றாக நாட்டு சக்கரை அல்லது பனங்கருபட்டி அல்லது தேனுடன் சேர்த்து சாப்பிடலாம்.

தேங்காய் அப்படியே சாப்பிட முடியாதவர்கள் பாலாக பிளிந்து பரு-கலாம் (பல் இல்லாதவர்கள் மட்டும்).

அதன்பிறகு இடையில் தேங்காய் பால் மற்றும் அதனுடன் காய்கறி அல்லது பழ சாறு கலந்து பருகலாம் (அனைவரும்).

காய்கறிகள் மற்றும் பழங்கள்

காய்கறிகளில் பீட்ரூட், கேரட், வாழைத்தண்டு,வாழைப்பூ, முள்ளங்கி, அரசாணிக்காய், பூசணி, சுரை, கத்தரி, கொத்தவரை, கொத்தமல்லி கீரை, கறிவேப்பிலை என அனைத்தும் பயன்படுத்தலாம்.

பழங்களில் நெல்லி, கருப்பு திராட்சை (பன்னீர்), மாதுளை, பப்பாளி, கொய்யா, வாழை போன்ற சதை அதிகம் உள்ள பழங்கள் பயன்படுத்த-லாம். சாறு நிறைந்த பழங்கள் இதனுடன் கலந்து எடுக்க வேண்டாம்.

தினமும் காலை உணவாக தேங்காய் எடுத்தபின்பு 2மணி நேரம் கழித்து இதில் ஏதேனும் ஒன்றை சாறாக தே.பாலுடன் கலந்து பருக-லாம்.

ஒரு நாளைக்கு மூன்று வேளையும் முடியாவிட்டாலும், ஒரு வேளையாவது இந்த இயற்கை உணவை உட்கொண்டு வாருங்கள். இயற்கை உணவு என்பது ஏதோ ஒன்று அல்ல, எல்லாம் நமக்கு தெரிந்ததே. பச்சைப்பயறு, கொண்டக்கடலை, வெந்தயம், எள்ளு, வேர்க்கடலை, சூரியகாந்தி விதை, வெள்ளரி விதை, கொள்ளு, கறுப்பு உளுந்து போன்ற தானியங்களை வீட்டிலேயே முளைக்கச் செய்து சாப்பிடுவதுதான், முளைதானிய உணவு எனப்படும் இயற்கை உணவாகும். இந்த தானியங்களை நன்றாக கழுவி, 8 மணி நேரம் ஊற வைத்து, பின் ஈரமான பருத்தி துணியில் சுற்றி வைத்து விட்டால், 8 & 10 மணிக்குள் தானியம் முளைவிட்டு இருக்கும். அந்தத் தானியத்துடன் விருப்பம் போல தேங்காய், வெல்லம், தக்காளி, வெங்காயம், மிளகுத்தூள் ஆகியவைகளை சேர்த்தோ, சேர்க்காமாலோ சாப்பிட வேண்டியதுதான்.இந்த தானிய உணவானது ஆரோக்கியத்தையும், அளவற்ற சக்தியையும் அள்ளித்தரும் மலிவான, உன்னதமான உயிர் உணவு.

இதன் பயனை உணர்ந்து கொண்டால், கட்டாயம் உங்கள் குடும்ப உணவாகவே மாறி விடும். இந்த முளை தானியத்தில் இருந்து முளை தானியக் கஞ்சி, சப்பாத்தி, தோசை, அடை போன்ற உணவுகளையும் தயாரித்து, சாப்பிடலாம்.இந்த உணவின் மூலம் புரதம், கால்சியம், சோடியம், இரும்புத்தாது, பொட்டாசியம், பாஸ்பரஸ் போன்றவைகள் கூடுதலாக கிடைப்பதுடன், விட்டமின் ஏ, பி1, பி2 போன்றவையும் கிடைக்கிறது.

முளைவிட்ட பச்சைப்பயிறு சாப்பிட்டால், சர்க்கரை நோய் கட்டுப்பாட்டில் இருக்கும். முளைவிட்ட கோதுமை சாப்பிட்டால், புற்றுநோய் மட்டுப்படும்.முளைவிட்ட எள்ளு சாப்பிட்டால், ஒல்லியானவர்களுக்கு உடல் போடும், கண்பார்வை மேம்படும்.முளைவிட்ட கொண்டக்கடலையை விளையாட்டு வீரர்கள் மற்றும் கடினமான உடல் உழைப்பாளிகள் அதிகம் சாப்பிடலாம். காரணம், தங்களது சக்தி குறையாமல் பார்த்துக் கொள்ளலாம்.முளைவிட்ட கறுப்பு உளுந்து, தாய்ப்பால் சுரப்பை அதிகரிக்க செய்யும். முளைவிட்ட கொள்ளு சாப்பிட்டால், உடல் பருமன் குறையும், மூட்டுவலி தீரும்.இன்னும், இன்னும் இப்படி எத்தனையோ மகத்துவத்தை செய்யவல்லதுதான் முளைவிட்ட தானியங்-

கள்.இப்படி நோய்களை தீர்ப்பது மட்டுமல்ல, எந்தவித நோய்களும் வராமல் தடுக்கும் சக்தியும் இந்த முளைவிட்ட தானியங்களுக்கு அதிகம் உண்டு.

உடல் நலத்துக்கு தேவையான முக்கியமான உணவுகள் எவை

வெள்ளைப் பூண்டு: குடல் புண் மற்றும் தலைவலி முதல் புற்றுநோய் வரை பல நோய்களையும் குணமாக்கும் சக்தி வெள்ளைப்பூண்டில் உள்-ளது. உடலில் நன்மை தரும் கொலாஸ்டிரல் உருவாக வெள்ளைப்பூண்-டின் பங்கு முக்கியமானது.

வெங்காயம்: ஜலதோஷத்தை ஏற்படுத்தும் நச்சு கிருமிகளையும், புற்று நோய்களையும், இதய நோய்களையும் தடுக்கும் தன்மை வெங்காயத்தில் உண்டு.

நோய் தொற்றைத் தடுத்து, உடலில் நோய் எதிர்ப்பு சக்தியை அதி-கரிக்க செய்கிறது. வெங்காயத்தில் உள்ள அலிலின் என்ற ராசயனப் பொருள்தான், பாக்டீரியாக்கள், நச்சு கிருமிகள் போன்றவை உடலில் சேர விடாமல் தடுக்கின்றன.

ஆரஞ்சு: ஆரஞ்சு பழத்தில் வைட்டமின் சி சத்து அதிகம் உள்ளது. இந்த வைட்டமின், காற்று மற்றும் நீர் மூலம் பரவும் நோய் தொற்று கிருமிகளை எதிர்த்துப் போராடி, சேராமல் தடுக்கின்றன. இது, சத்து எலுமிச்சையிலும் உள்ளது.

பருப்பு வகைகள்: பாதாம் பருப்பு, வேர்க்கடலை போன்ற வகைகளில் உள்ள வைட்டமின் ஈ, வெள்ளை ரத்த அணுக்கள் சிறப்பாகச் செயல்பட உதவுகின்றன. இதனால், நோய் எதிர்ப்பு சக்தி அதிகரிக்கிறது.

ஆனால், உடலில் சக்தி உற்பத்தியாவதற்கும் செல்கள் வளர்ச்-சியடைவதற்கும் உடல்உறுப்புகள் ஆரோக்கியமாகச் செயல்படுவதற்கும் உணவே காரணமாகிறது.

அந்த உணவைத் தேர்ந்தெடுப்பதில் நாம் கவனம்கொள்ள வேண்டி-யது அவசியம். ஆரோக்கியமான இயற்கை உணவுகளைத் தேர்வுசெய்-தல், உடலில் சேர்ந்துள்ள அதீத கொழுப்பைக் குறைக்கும்

ஆரோக்கிய உணவுப் பழக்கங்கள்

இயற்கை வைத்தியத்தில் தாதுஉப்புகள் அதிகம் உள்ள இளங்கீரை-கள், புதிதாய்ப் பறித்த இளங்காய்கறிகள், பழங்கள் போன்றவை முதல் தரமான உணவுகளாகும். புரதப் பொருட்கள், மாவுப் பொருட்கள், சர்க்-கரைப் பொருட்கள், கொழுப்புப் பொருட்கள் உள்ள தானியங்கள், பயி-

றுகள், கிழங்குகள், பருப்புகள் ஆகியவை இரண்டாம் தரமான உணவு-கள். இந்த இரண்டையுமே நமது அன்றாட உணவில் சேர்த்துக்கொள்ள வேண்டியது அவசியம்.

சத்தான உணவைவிட ஜீரணிக்கும் உணவே உன்னத உணவு. நோயை உண்டாக்காமல் ஜீரணிக்கக்கூடிய உணவையே உட்கொள்ள வேண்டும்.

பழங்கள், காய்கறிகள், கீரைகள், தேங்காய், முளைகட்டிய தானியங்கள், முளைகட்டிய பயறுகள் ஆகியவை உடலுக்கு ஏற்ற உணவுகள்.

தினமும் காலை உணவை அதிகமாக எடுத்துக்கொள்ள வேண்டும். ஒரு நாளுக்குத் தேவையான முழு சக்தியையும் காலை உணவே அளிக்கிறது. எந்தக் காரணம்கொண்டும் காலை உணவைத் தவிர்க்கக் கூடாது.

இரவு மிகக்குறைந்த அளவே சாப்பிட வேண்டும். இரவு முடிந்தவரை அரிசி சாப்பாடைத் தவிர்த்து, கோதுமை, ரவை, ராகி, சிறுதானியங்கள் உள்ளிட்ட உணவுகளை எடுத்துக்கொள்வது நல்லது.

இதனால், சர்க்கரை அளவு கட்டுக்குள் இருக்கும்.

சாப்பாட்டுக்கு இடையே தண்ணீர் குடிக்கக் கூடாது. இதனால், வயிற்றில் சுரக்கும் ஜீரண அமிலத்தின் செயல்திறன் குறையும். செரிமா-னம் தாமதப்படும்.

அதிகமான அல்லது குறைவான கலோரிகள் உடல் ஆரோக்கியத்-தைக் கெடுக்கும். நமது அன்றாட வாழ்வில் நாம் செய்யும் வேலைக-ளைப் பொறுத்து நமது உடலுக்குத் தேவையான கலோரிகள் பயன்ப-டுத்தப்படும். பாலினம், வயது, உடல் எடை, பரம்பரை, செரிமானமாகும் நேரம், தினசரி செய்யும் வேலை ஆகியவற்றைப் பொறுத்து ஒவ்வொரு-வருக்கும் குறிப்பிட்ட கலோரிகள் தேவைப்படும்.

கொழுப்பைக் கரைக்கசிலவழிமுறைகள்

உடலில் உள்ள தேவையற்ற கொழுப்புகள் கரைந்தாலே. உடல் எடை வெகுவாகக் குறைந்துவிடும். கொழுப்புகளைக் குறைப்பதற்கு, சமையலில் அன்றாடம் பயன்படுத்தும் பூண்டு, வெங்காயம் ஆகியவை உதவுகின்றன. இவற்றை உணவில் அதிகம் சேர்த்துக்கொள்ள வேண்டும்.

சோம்பு கலந்த தண்ணீரைக் குடிக்கலாம். இதனால், விரைவிலேயே உடலில் உள்ள கொழுப்புக் குறைந்து, உடல் அழகான வடிவம்பெறும்.

சுரைக்காய் வயிற்றுச்சதையைக் குறைப்பதில் அதிகப்பங்கு வகிக்கிறது. அதனால், சுரைக்காயை வாரத்துக்கு ஒருமுறையாவது உணவில் சேர்த்துக்கொள்ளுங்கள்.

வாழைத்தண்டு சாறு பருகலாம். அரும்கம்புல் சாறும் உடல் எடையைக் குறைக்கிறது.

காலையில் நடைப்பயிற்சி, உடற்பயிற்சி மேற்கொள்வது உடல் எடையைக் குறைக்க உதவும்.

உணவருந்திய பிறகு செய்யக் கூடாத செயல்கள்

சாப்பிட்டதும், ரத்த ஓட்டம் நமது வயிற்றுப் பகுதிக்குத் தான் செல்ல வேண்டும். சாப்பிட்டவுடன் வெந்நீரில் குளிப்பதால் சூடான, உடலைக் குளிரிச்சியாக்க, ரத்த ஓட்டம் கை, கால் என அனைத்துப் பகுதிகளுக்கும் சென்றுவிடும். இதனால், வயிற்றுப் பகுதிக்குச் செல்லும் ரத்த ஓட்டம் குறைந்து, உணவு சரியாகச் செரிக்க முடியாமல் போய்விடும். எனவே, குளித்து அரை மணி நேரம் கழித்துச் சாப்பிடலாம் அல்லது சாப்பிட்டுவிட்டு இரண்டு மணிநேரம் கழித்துக் குளிக்கலாம்.

சாப்பிடும்போதோ சாப்பிடும் முன்போ பழங்கள் சாப்பிடக் கூடாது. வயிற்றில் வாயுவை உருவாக்கும். சாப்பிட்ட பின் இரண்டு மணி நேரத்துக்குப் பிறகோ அல்லது உணவு எடுத்துக்கொள்ளும் ஒருமணி நேரத்துக்கு முன்போ பழங்களைச் சாப்பிடுவதுநல்லது.

சாப்பிட்டதும் புகை பிடிக்கக்கூடாது. 'உணவு எடுத்தவுடன் பிடிக்கும் ஒரு சிகரெட், 10 சிகரெட்டுகள்பிடிப்பதற்குச் சமமான விளைவை ஏற்படுத்தும்' என ஆய்வுகள் தெரிவிக்கின்றன.இதனால், புற்றுநோய் வரும் வாய்ப்பு அதிகரிக்கிறது.

சாப்பிட்டதும் இடுப்பு பெல்டைத் தளர்த்தக் கூடாது. தொப்பை உள்ளவர்கள் சாப்பிட்ட பிறகு இடுப்பில் உள்ள பெல்டை தளர்த்திவிடுவார்கள். இதனால், சாப்பிட்ட உணவு உடனடியாகக் குடலுக்கு சென்று விழுவதால், சரியானபடி வேலை செய்ய முடியாமல் செரிமானக் கோளாறு ஏற்படும்.

சாப்பிட்டதும் நடக்கக் கூடாது. சாப்பிட்ட உடனே நடந்தால், உடலுக்கு நல்லது என ஒரு நம்பிக்கை நிலவுகிறது. இது தவறானது.

இப்படி உடனடியாக நடப்பதால், உணவில் உள்ள சத்துகளை உணவு மண்டலத்தால் எடுக்க இயலாமல் போய்விடும். இதனால், சாப்பிட்டும், சத்துகள் நம் உடலில் சேராது.

சாப்பிட்டதும் தூங்கக்கூடாது. சாப்பிட்டவுடன் படுக்கைக்குச் சென்றால் நாம் சாப்பிட்ட உணவுகள்சரியாக செரிமானம் ஆகாது

நான்

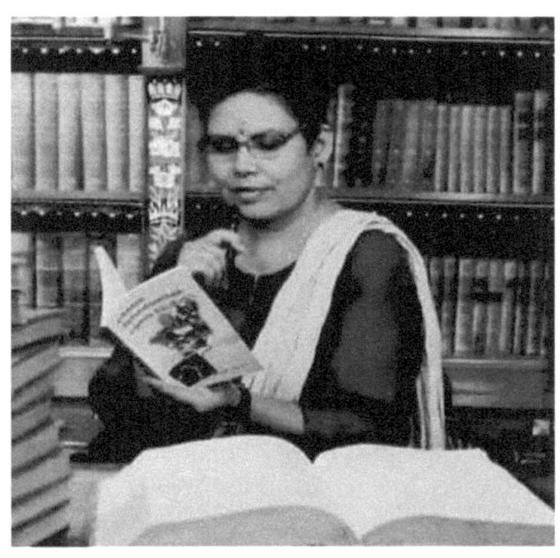

வாசகர்களால் நான்
வாசகர்களுக்காக நான்
முற்போக்கு எழுத்தாளர் வி.எஸ்.ரோமா - கோயம்புத்தூர்
+91 82480 94200
20 புத்தகங்கள் எழுதியுள்ளேன்
விருதுகள் பல பெற்றுள்ளேன்.
கதை , கவிதை, கட்டுரை, நாவல் பொன்மொழி, நாட-
கம்
எழுதுவேன்.
என்
எழுத்து
என் மூச்சுள்ள வரை
என் வாசிப்பே
என் சுவாசிப்பு
என்றும்

எழுதிக் கொண்டிருக்க வே

என் ஆசை

நான் திருமணமே செய்து கொள்ளாத பெண்மணி என்-
பதில் எனக்கு மகிழ்வே.

என் எழுத்துக்கு முழு ஒத்துழைப்பு கொடுப்பவர்கள் என்
பெற்றோர்களே.

தந்தை

கா சுப்ரமணியன் _ தாசில்தார் - ஒய்வு

தாய்.

சு. கிருஷ்ணவேணி

என் பெற்றோர்களே

என்

எழுத்துக்கும்

எனக்கும் முழு ஒத்துழைப்பு தருகின்றவர்கள் என்பதில்
எனக்கு மகிழ்ச்சியே.

நான் ரோமா ரேடியோ

என்ற பெயரில் எஃப் எம் ஆரம்பித்துள்ளேன்.

என்

எழுத்து

என் ரோமா வானொலி மூலம்

எங்கும் ஒலிக்க

எட்டு திக்கும் ஒலிக்க

என் ஆவல்.

பெண்களை

பெரிதாக நினைத்துப்

பெரும் மகிழ்ச்சியடைந்து

பெருமைப் படுத்த வேண்டும்.

முற்போக்கு எழுத்தாளர்

வி.எஸ். ரோமா

Roma Radio

கோயம்புத்தூர்

+91 82480 94200

9 781638 732235